Ninja Foodi

Blender

Rezepte

Einfache und leckere Rezepte für jeden Tag

Anna Heinz
© 2021

INHALT

Einleitung

Ninja ist nach wie vor eines der führenden Unternehmen in der Herstellung von kleinen Küchenhelfern, die Ihnen das Kochen durch innovative Lösungen erleichtern.

Der Ninja Foodi Cold & Hot Blender ist eines der modernen Küchengeräte, die mit leistungsstarken Klingen ausgestattet sind, die die Fähigkeit haben, Eiswürfel in 1-2 Sekunden für Ihre leckeren Smoothies zu zerkleinern. Der Ninja Foodi Mixer ist mit Heizelementen ausgestattet, mit denen er nicht nur Ihre Lebensmittel mahlen oder pürieren kann, sondern auch Früchte erhitzt, Gewürze röstet, Schokolade schmilzt, Zutaten wie Gemüse und Proteine kocht.

Mit dem Ninja-Mixer können Sie in Sekundenschnelle eiskalte Gerichte und Getränke zubereiten. Wählen Sie einfach die entsprechende Funktion auf dem Bedienfeld und die Speisen werden im Mixer erhitzt und/oder zubereitet.

Der Ninja Foodi Mixer verfügt über eine Vielzahl von voreingestellten Funktionen auf Knopfdruck, mit denen Sie Ihre Lieblingsgetränke, Smoothies, Eisgetränke, Suppen, Soßen, Dips, Eiscremes und Infused Waters zubereiten können. Geben Sie einfach die Zutaten in den Mixer und er bereitet Ihr Getränk oder Ihre Speise in kürzester Zeit zu. Die Präzisionsheizelemente des Ninja Blenders ermöglichen es Ihnen, Aromen durch Hitze zu infundieren und freizusetzen, und helfen Ihnen so bei der Herstellung von Mischungen, Cocktails, infundierten Wässern und mehr.

Der Ninja Foodi Blender wird Ihre Perspektive auf das, was ein Mixer leisten kann, verändern. Es wird Ihnen helfen, kreativer zu sein und die Mahlzeiten zu bewerten, die Sie am meisten mögen.

Meistern Sie Ihren Ninja und beeindrucken Sie Ihre Familie, Freunde und Gäste mit verschiedenen Arten von gesunden, leckeren und nährstoffreichen Rezepten!

Ninja Foodi Cold & Hot Blender Rezepte

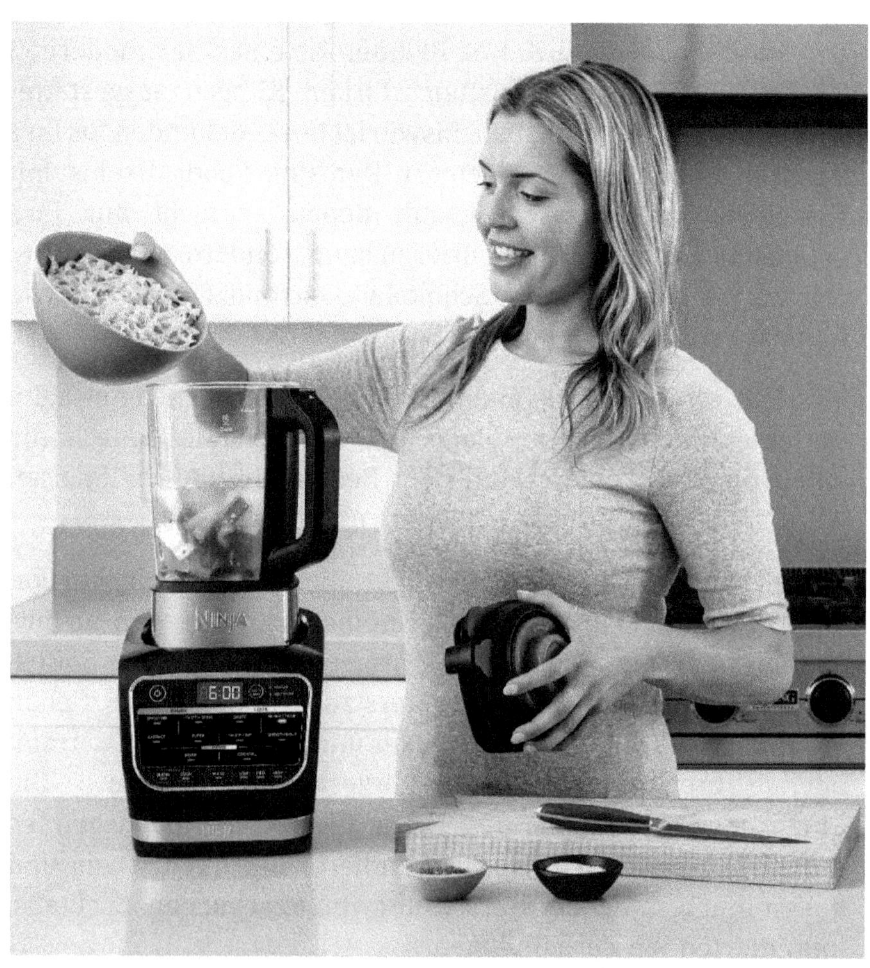

Smoothies und Shakes

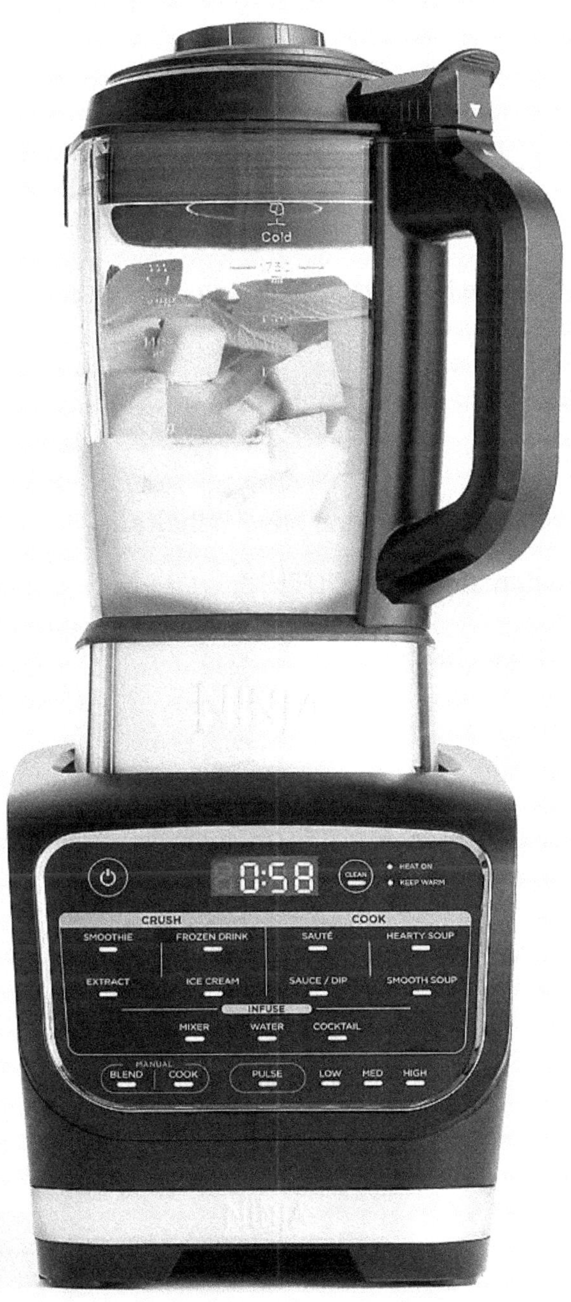

Bananen-Smoothie

Dient **2 Personen**

Zutaten

- 2 gefrorene Bananen, in Scheiben geschnitten
- 2 Esslöffel Honig
- ½ Tasse Mandelmilch
- ¾ Tasse griechischer Joghurt

Zubereitung

Geben Sie alle Zutaten in den Mixerbehälter.

Wählen Sie den Modus SMOOTHIE.

Servieren und genießen!

Erdnussbutter-Smoothie

Dient **1 Person**

Zutaten

- 3 Esslöffel Erdnussbutter
- ½ Tasse Joghurt
- ½ Tasse Mandelmilch
- 1 gefrorene Banane, in Scheiben geschnitten

Zubereitung

Geben Sie alle Zutaten in den Mixerbehälter.

Wählen Sie den Modus SMOOTHIE.

Servieren und genießen!

Avocado-Mango-Smoothie

Dient **2 Personen**

Zutaten

- ¼ Avocado, gewürfelt
- ½ Tasse Mandelmilch
- 1 Tasse Ananassaft
- ½ Tasse Eiswürfel
- ½ Banane, in Scheiben geschnitten
- 1 Tasse gefrorene Mango stücke

Zubereitung

Geben Sie alle Zutaten in den Mixerbehälter.

Wählen Sie den Modus SMOOTHIE.

Servieren und genießen!

Mandel-Smoothie

Dient **1 Person**

Zutaten

- ¾ Tasse Heidelbeeren
- 1 Esslöffel Mandelbutter
- ½ Tasse Mandelmilch

Zubereitung

Geben Sie alle Zutaten in den Mixerbehälter.

Wählen Sie den Modus SMOOTHIE.

Servieren und genießen!

Beeren-Smoothie

Dient **1 Person**

Zutaten

- ⅔ Tasse gefrorene Erdbeeren
- ⅓ Tasse gefrorene Heidelbeeren
- ⅓ Tasse gefrorene Himbeeren
- 2 Teelöffel Honig
- ½ Tasse Eiswürfel
- ½ Tasse griechischer Joghurt

Zubereitung

Geben Sie alle Zutaten in den Mixerbehälter.

Wählen Sie den Modus SMOOTHIE.

Servieren und genießen!

Protein-Smoothie

Dient **1 Person**

Zutaten

- 1 Tasse gefrorener Spinat
- ½ Tasse gefrorene Bananen, in Scheiben geschnitten
- ½ Tasse gefrorene gemischte Beeren
- 1½ Esslöffel Vanille-Proteinpulver
- 1 Tasse Mandelmilch

Zubereitung

Geben Sie alle Zutaten in den Mixerbehälter.

Wählen Sie den Modus SMOOTHIE.

Servieren und genießen!

Kürbis-Shake

Dient **1 Person**

Zutaten

- ⅓ Tasse Kürbispüree
- 1 Tasse Eiswürfel
- ⅛ Teelöffel Kürbiskuchengewürz
- 1 Teelöffel flüssige Stevia
- 1 Messlöffel Vanille-Proteinpulver
- 1 Tasse Mandelmilch

Zubereitung

Geben Sie alle Zutaten in den Mixerbehälter.

Wählen Sie den Modus SMOOTHIE.

Servieren und genießen!

Himbeer-Shake

Dient **1 Person**

- ½ Tasse Himbeeren
- 6 Tropfen flüssige Stevia
- 1 Messlöffel Vanille-Proteinpulver
- ½ Tasse Schlagsahne
- 1 Tasse Mandelmilch

Zubereitung

Geben Sie alle Zutaten in den Mixerbehälter.

Wählen Sie den Modus SMOOTHIE.

Servieren und genießen!

Schoko-Shake

Dient **1 Person**

Zutaten

- 1 Esslöffel Mandelbutter
- ½ Tasse Eiswürfel
- 100 ml Mandelmilch
- 100 ml Kokosnussmilch
- 3 Esslöffel Kakaopulver
- 1 Esslöffel Chiasamen
- 1 Messlöffel Vanille-Proteinpulver

Zubereitung

Geben Sie alle Zutaten in den Mixerbehälter.

Wählen Sie den Modus SMOOTHIE.

Servieren und genießen!

Erdbeer-Shake

Dient **1 Person**

Zutaten

- 6 gefrorene Erdbeeren
- ½ Tasse Mandelmilch
- 1 Messlöffel Schokoladenproteinpulver
- ½ Tasse griechischer Joghurt
- ½ Tasse Eiswürfel

Zubereitung

Geben Sie alle Zutaten in den Mixerbehälter.

Wählen Sie den Modus SMOOTHIE.

Servieren und genießen!

Grüner Saft

Dient **6 Personen**

Zutaten

- 2 Tassen Kokosnusswasser mit Fruchtfleisch
- 2 Stangen Staudensellerie
- 2 Kiwis
- 1 Granny Smith Apfel
- 1 Stück Ingwer
- 2 Tassen Spinat

Zubereitung

Geben Sie alle Zutaten in den Mixerbehälter.

Wählen Sie den EXTRACT-Modus.

Servieren und genießen!

Saucen und Dips

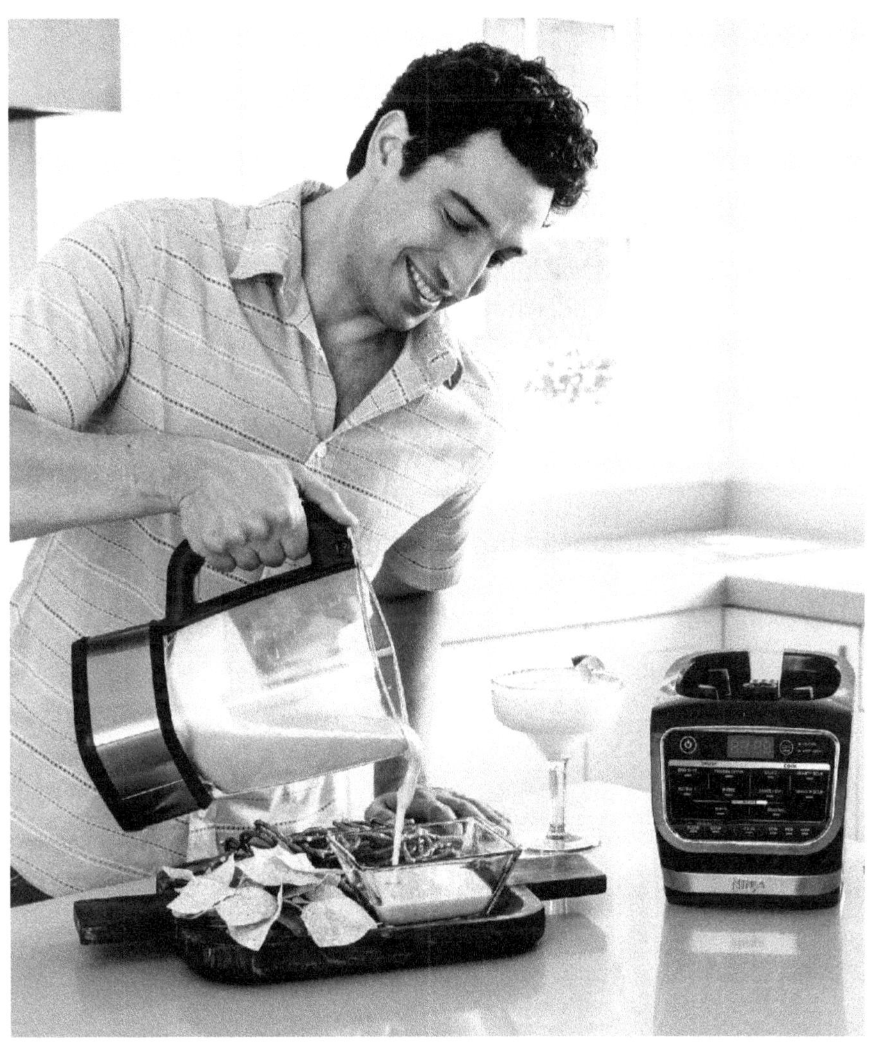

<u>Hüttenkäse-Dip</u>

- 200 g Hüttenkäse
- ¼ Teelöffel Salz
- ¼ Teelöffel Kreuzkümmel
- 110 g grüne Chilischoten in Dosen
- 1 Esslöffel Butter
- ¼ Tasse Milch
- 1 Prise Cayennepfeffer

Geben Sie alle Zutaten in den Mixerbehälter.

Wählen Sie den Modus SAUCE/DIP.

Servieren und genießen!

Pikanter Käsedip

Zutaten

- 450 g Velveeta-Käse, in Stücke geschnitten
- ¼ Teelöffel Cayennepfeffer
- 1 Esslöffel Kreuzkümmel
- 1 Esslöffel Paprika
- 1 Esslöffel Chilipulver
- 3 Esslöffel Limettensaft
- 1 Tasse Milch
- 400 g Chili aus der Dose ohne Bohnen

Zubereitung

Geben Sie alle Zutaten in den Mixerbehälter.

Wählen Sie den Modus SAUCE/DIP.

Servieren und genießen!

Mexikanische Salsa

Zutaten

- 800 g Dosentomaten, gewürfelt
- Saft von 1 Limette
- ½ Teelöffel Zucker
- ½ Teelöffel Kreuzkümmel
- 2 Knoblauchzehen
- 1 Jalapeño-Schote, gehackt
- ½ gehackte Zwiebel
- 1 Tasse Koriander
- ½ Teelöffel Salz

Zubereitung

Geben Sie alle Zutaten in den Mixerbehälter.

Wählen Sie den Modus SAUCE/DIP.

Servieren und genießen!

Tomatillo-Sauce

Zutaten

- 450 g Tomatillos, geschält und geviertelt
- 1 Esslöffel Limettensaft
- 2 Tassen Wasser
- 1 Teelöffel Kreuzkümmel
- ¼ Tasse Koriander
- 1 Jalapeño-Schote, gehackt
- 2 Knoblauchzehen, gehackt
- ½ Tasse gehackte Zwiebel
- 1½ Teelöffel Salz

Zubereitung

Geben Sie alle Zutaten in den Mixerbehälter.

Wählen Sie den Modus SAUCE/DIP.

Servieren und genießen!

Pikanter Hummus

Zutaten

- 1 Dose (400 g) Kichererbsen, abgetropft und abgespült
- 2 Knoblauchzehen, gehackt
- 1 Teelöffel Sesamöl
- 2 Teelöffel Sojasauce
- 2 Esslöffel Limettensaft
- ¼ Tasse scharfe Sauce
- ½ Tasse Olivenöl
- Salz

Zubereitung

Geben Sie alle Zutaten in den Mixerbehälter.

Wählen Sie den Modus SAUCE/DIP.

Servieren und genießen!

Käsefondue

- 150 g Gruyere-Käse, gerieben
- 150 g Gouda-Käse, gerieben
- 150 g Fontina-Käse, gerieben
- ⅛ Teelöffel Muskatnuss
- 1 Teelöffel Dijon-Senf
- 1 Esslöffel Zitronensaft
- 1 Knoblauchzehe, gehackt
- 1 Tasse trockener Weißwein
- 2 Esslöffel Speisestärke

Geben Sie alle Zutaten in den Mixerbehälter.

Wählen Sie den Modus SAUCE/DIP.

Servieren und genießen!

Basilikum Pesto

Zutaten

- 2 Tassen frische Basilikumblätter
- ½ Tasse Olivenöl
- ½ Tasse geriebener Parmesankäse
- ⅓ Tasse Pinienkerne
- 2 Knoblauchzehen
- ¼ Teelöffel Pfeffer
- ¼ Teelöffel Salz

Zubereitung

Geben Sie alle Zutaten in den Mixerbehälter.

5-mal pulsieren, bis Sie eine grobe Mischung erhalten.

Servieren und genießen!

Ananas-Salsa

Zutaten

- 450 g Tomatillos, geschält und gewürfelt
- 1 Tasse Wasser
- Saft von ½ Limette
- ½ Tasse Koriander
- 110 g grüne Chilischoten in Dosen
- ½ gehackte Zwiebel
- 1 Tasse gewürfelte Ananas
- 1 Jalapeño-Schote, gehackt
- ½ Teelöffel Salz

Zubereitung

Geben Sie alle Zutaten in den Mixerbehälter.

Wählen Sie den Modus SAUCE/DIP.

Servieren und genießen!

Avocado-Dip

- 2 Avocados, geschält und entkernt
- Saft von 1 Limette
- ⅓ Tasse Koriander, gehackt
- 1 Esslöffel Jalapeño, gehackt
- 1 Knoblauchzehe, gehackt
- ¼ Tasse Zwiebel, gewürfelt
- ½ Tasse Feta-Käse
- Salz und Pfeffer

Zubereitung

Geben Sie alle Zutaten in den Mixerbehälter.

Pulsieren Sie, bis die Mischung glatt ist.

Servieren und genießen!

Marinara-Sauce

- 800 g ganze Dosentomaten, gewürfelt
- 1 Teelöffel getrockneter Oregano
- 2 Esslöffel Olivenöl
- 2 Knoblauchzehen, zerdrückt
- 1 mittelgroße Zwiebel, gehackt
- Salz

Zubereitung

Geben Sie das Olivenöl, den Knoblauch, die Zwiebel und das Salz in den Mixerbehälter.

Wählen Sie den Modus SAUTE.

Fügen Sie die restlichen Zutaten hinzu und wählen Sie den Modus SAUCE/DIP.

Servieren und genießen!

Suppen

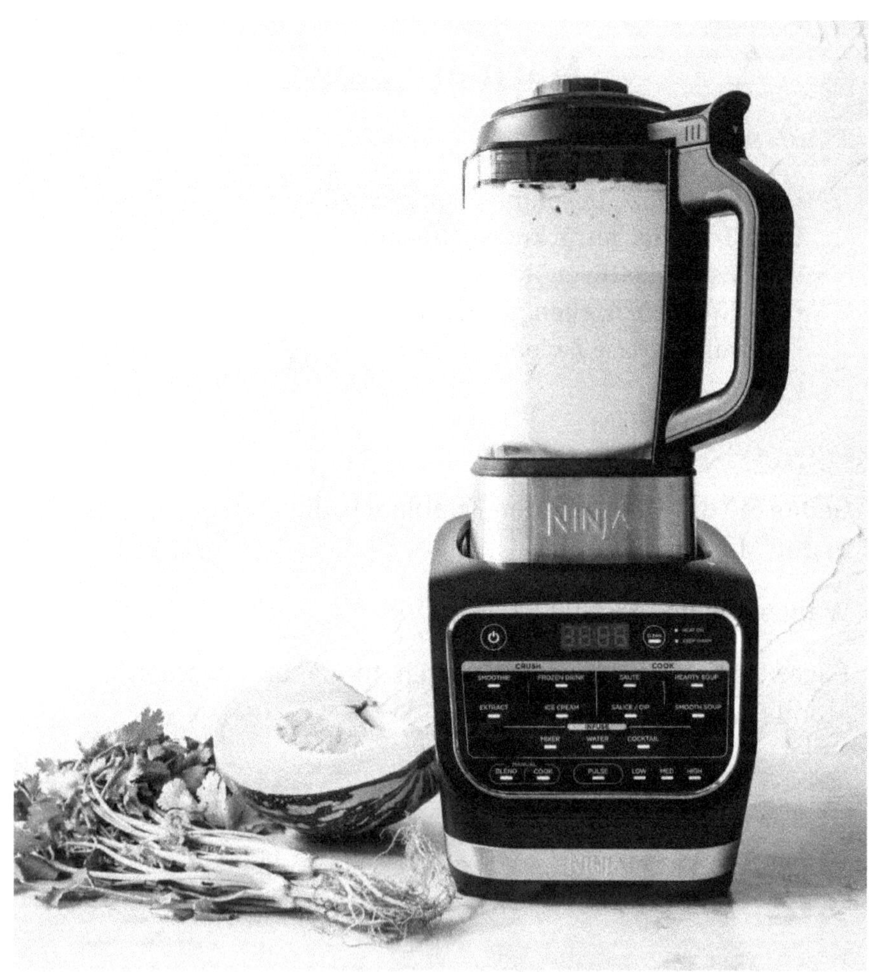

<u>Tomatensuppe</u>

Dient **4 Personen**

- 800 g Dosentomaten, gehackt
- 2 Knoblauchzehen, zerdrückt
- 1 Zwiebel, gehackt
- 2 Tassen Hühnerbrühe
- 1 Esslöffel brauner Zucker
- 1 Esslöffel Olivenöl
- Salz und Pfeffer

Zubereitung

Geben Sie die Zwiebel, das Olivenöl und das Salz in den Mixerbehälter.

Wählen Sie den Modus SAUTE.

Fügen Sie die restlichen Zutaten hinzu und kochen Sie im Modus SMOOTH SOUP.

Servieren und genießen!

Blumenkohlsuppe

Dient **4 Personen**

Zutaten

- 1 Tasse Brokkoli, zerkleinert
- 1 Tasse Karotten, gehackt
- 2 Tassen gehackter Blumenkohl
- 4 Tassen Gemüsebrühe
- Salz und Pfeffer

Zubereitung

Geben Sie alle Zutaten in den Mixerbehälter.

Wählen Sie den Modus SMOOTH SOUP.

Würzen Sie die Suppe mit Salz und Pfeffer.

Servieren und genießen!

Lauchsuppe

Dient **4 Personen**

Zutaten

- 1 Tasse Apfel, gewürfelt
- 2 Lauchstangen, in Scheiben geschnitten
- 1½ Tassen Kartoffel, geschält und gewürfelt
- ½ Teelöffel getrockneter Rosmarin
- ½ Teelöffel Senfpulver
- ⅛ Teelöffel Cayennepfeffer
- 4 Tassen Gemüsebrühe
- 1 Knoblauchzehe, geschält
- Salz und Pfeffer

Zubereitung

Geben Sie alle Zutaten in den Mixerbehälter.

Wählen Sie den Modus SMOOTH SOUP.

Würzen Sie die Suppe mit Salz und Pfeffer.

Servieren und genießen!

Pilzsuppe

Dient **4 Personen**

Zutaten

- 5 Tassen Pilze, zerkleinert
- 1 Tasse Lauch, gehackt
- 1 Esslöffel Olivenöl
- 4 Tassen Hühnerbrühe
- Salz und Pfeffer

Zubereitung

Geben Sie das Olivenöl, den Lauch und das Salz in den Mixerbehälter.

Wählen Sie den Modus SAUTE.

Fügen Sie die Pilze und die Brühe hinzu und wählen Sie den Modus SMOOTH SOUP.

Würzen Sie die Suppe mit Salz und Pfeffer.

Servieren und genießen!

Kürbissuppe

Dient **4 Personen**

Zutaten

- 450 g Butternusskürbis, gewürfelt
- ½ Teelöffel geriebener Ingwer
- 1 rote Paprika, in Scheiben geschnitten
- ½ Teelöffel Kreuzkümmelpulver
- 1 Zwiebel, gehackt
- 2 Esslöffel Olivenöl
- 1 Limettensaft
- 1 Tasse Kokosnussmilch
- 3 Tassen Gemüsebrühe
- Salz und Pfeffer

Zubereitung

Geben Sie das Olivenöl, die Zwiebel und das Salz in den Mixerbehälter.

Wählen Sie den Modus SAUTE.

Fügen Sie die restlichen Zutaten hinzu und kochen Sie im Modus SMOOTH SOUP.

Würzen Sie die Suppe mit Salz und Pfeffer.

Servieren und genießen!

Kartoffelsuppe

Dient **4 Personen**

Zutaten

- 4 Kartoffeln, geschält und in Stücke geschnitten
- ½ Teelöffel getrockneter Thymian
- 3 Lauch, gewürfelt
- ¼ Tasse frische Petersilie, gehackt
- 4 Tassen Hühnerbrühe
- 2 Esslöffel Olivenöl
- 1 Teelöffel Salz

Zubereitung

Geben Sie das Olivenöl, den Lauch und das Salz in den Mixerbehälter.

Wählen Sie den Modus SAUTE.

Fügen Sie die restlichen Zutaten hinzu und kochen Sie im Modus SMOOTH SOUP.

Servieren und genießen!

Hühner-Nudel-Suppe

Dient **4 Personen**

Zutaten

- 2 Hähnchenbrüste, in kleine Stücke geschnitten
- 4 Tassen Hühnerbrühe
- ½ Teelöffel fein gehackter Knoblauch
- 2 Möhren, geschält und gewürfelt
- 45 g Eiernudeln
- 1 Teelöffel getrockneter Rosmarin
- ½ Esslöffel geriebener Ingwer
- ¼ Tasse grüne Zwiebeln, in Scheiben geschnitten
- 2 Stangen Staudensellerie, in Scheiben geschnitten
- 1 Esslöffel Olivenöl
- Salz und Pfeffer

Zubereitung

Geben Sie das Olivenöl, den Staudensellerie und das Salz in den Mixerbehälter.

Wählen Sie den Modus SAUTE.

Fügen Sie die restlichen Zutaten, außer den Nudeln, hinzu und wählen Sie den Modus HEARTY SOUP.

Während der letzten 6 Minuten der Garzeit die Nudeln hinzufügen.

Sofort servieren und genießen!

Kohlsuppe

Dient **4 Personen**

Zutaten

- ¼ Kopf Kraut, gehackt
- 200 g Dosentomaten, gehackt
- ¼ Teelöffel getrockneter Thymian
- 4 Tassen Gemüsebrühe
- 1 Knoblauchzehe, fein gehackt
- 1 Zwiebel, gehackt
- 1 Stange Staudensellerie, gehackt
- 2 Möhren, gehackt
- 1 Esslöffel Olivenöl
- Salz und Pfeffer

Zubereitung

Geben Sie das Olivenöl, den Sellerie, die Zwiebel und das Salz in den Mixerbehälter.

Wählen Sie den Modus SAUTE.

Fügen Sie die restlichen Zutaten hinzu und kochen Sie im Modus HEARTY SOUP.

Würzen Sie die Suppe mit Salz und Pfeffer.

Servieren und genießen!

Infundierte Wässer und eisgekühlte Getränke

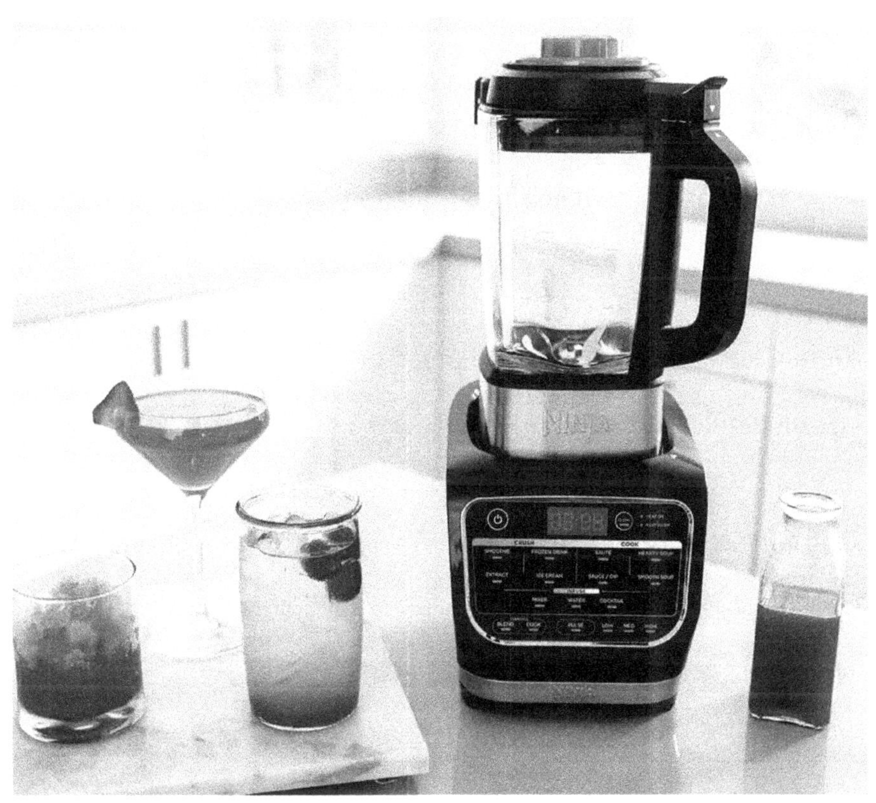

Heidelbeer-Limonade

Dient **4 Personen**

Zutaten

- 2 Tassen frische Heidelbeeren
- 4 Tassen Wasser
- ⅔ Tasse Zitronensaft
- ¾ Tasse Zucker

Zubereitung

Geben Sie alle Zutaten in den Mixerbehälter.

Wählen Sie den Modus WATER.

Gießen Sie die Mischung in ein Sieb.

Lassen Sie das aufgegossene Wasser vor dem Servieren im Kühlschrank abkühlen.

Zitrone-Ingwer Tonic

Dient **1 Person**

Zutaten

- 1 Esslöffel Honig
- 1 Zitrone, in Scheiben geschnitten
- 1 Esslöffel Ingwer, in Scheiben geschnitten
- 1 Tasse Wasser

Zubereitung

Geben Sie alle Zutaten in den Mixerbehälter.

Wählen Sie den Modus WATER.

Gießen Sie die Mischung in ein Sieb.

Servieren und genießen!

Ananas infundiertes Wasser

Dient **4 Personen**

Zutaten

- 1 Tasse Ananasstücke
- 1½ Zitronen, in Scheiben geschnitten
- 4 Tassen Wasser
- 1 Teelöffel Honig

Zubereitung

Geben Sie alle Zutaten in den Mixerbehälter.

Wählen Sie den Modus WATER.

Gießen Sie die Mischung in ein Sieb.

Lassen Sie das aufgegossene Wasser vor dem Servieren im Kühlschrank abkühlen.

Kräutern infundiertes Wasser

Dient **4 Personen**

Zutaten

- 1 Zweig frische Minze
- 1 Zweig frischer Thymian
- 4 Tassen Wasser
- 2 Zweige Dill
- 1 Zweig Rosmarin
- 5 Basilikumblätter

Zubereitung

Geben Sie alle Zutaten in den Mixerbehälter.

Wählen Sie den Modus WATER.

Gießen Sie die Mischung in ein Sieb.

Lassen Sie das aufgegossene Wasser vor dem Servieren im Kühlschrank abkühlen.

Mandarine infundiertes Wasser

Dient **4 Personen**

Zutaten

- 10 Erdbeeren
- ½ Salatgurke, in Scheiben geschnitten
- 2 Mandarinen, in Scheiben geschnitten
- 4 Tassen Wasser

Zubereitung

Geben Sie alle Zutaten in den Mixerbehälter.

Wählen Sie den Modus WATER.

Gießen Sie die Mischung in ein Sieb.

Lassen Sie das aufgegossene Wasser vor dem Servieren im Kühlschrank abkühlen.

Orangen infundiertes Wasser

Dient **4 Personen**

Zutaten

- 2 Kiwis, in Scheiben geschnitten
- 1 Orange, in Scheiben geschnitten
- 6 frische Minzblätter
- 4 Tassen Wasser

Zubereitung

Geben Sie alle Zutaten in den Mixerbehälter.

Wählen Sie den Modus WATER.

Gießen Sie die Mischung in ein Sieb.

Lassen Sie das aufgegossene Wasser vor dem Servieren im Kühlschrank abkühlen.

Himbeer infundiertes Wasser

Dient **4 Personen**

Zutaten

- 5 frische Minzblätter
- 1 Orange, in Scheiben geschnitten
- 10 Himbeeren
- 4 Tassen Wasser

Zubereitung

Geben Sie alle Zutaten in den Mixerbehälter.

Wählen Sie den Modus WATER.

Gießen Sie die Mischung in ein Sieb.

Lassen Sie das aufgegossene Wasser vor dem Servieren im Kühlschrank abkühlen.

Blaubeer infundiertes Wasser

Dient **2 Personen**

Zutaten

- 1 Orange, in Scheiben geschnitten
- ¼ Tasse Heidelbeeren
- 2 Tassen Wasser

Zubereitung

Geben Sie alle Zutaten in den Mixerbehälter.

Wählen Sie den Modus WATER.

Gießen Sie die Mischung in ein Sieb.

Lassen Sie das aufgegossene Wasser vor dem Servieren im Kühlschrank abkühlen.

Erdbeer-Slush

Dient **2 Personen**

Zutaten

- 2 Tassen rosa Limonade
- 450 g gefrorene Erdbeeren, in Scheiben geschnitten

Zubereitung

Geben Sie alle Zutaten in den Mixerbehälter.

Wählen Sie den Modus FROZEN DRINK.

Servieren und genießen!

Datteln-Slush

Dient **2 Personen**

- 2 Tassen gefrorene Erdbeeren
- 2 Tassen mit Eiswürfeln
- 3 Medjool-Datteln

Geben Sie alle Zutaten in den Mixerbehälter.

Wählen Sie den Modus FROZEN DRINK.

Servieren und genießen!

Erdbeere gefrorener Joghurt

Dient **5 Personen**

Zutaten

- 3 Tassen gefrorene Erdbeeren
- 2 mittlere Bananen
- 2 Esslöffel Ahornsirup
- 2 Esslöffel Honig
- ¾ Tasse Naturjoghurt

Zubereitung

Geben Sie alle Zutaten in den Mixerbehälter.

Wählen Sie den Modus FROZEN DRINK.

Servieren und genießen!

Melone Mojito

Dient **4 Personen**

- 1½ Tassen Honigtau-Melonenstücke
- 3 Esslöffel Zucker
- 1 Tasse leichter Rum
- ¼ Tasse frische Minze
- ¼ Tasse Limettensaft
- 3 Tassen mit Eiswürfeln

Zubereitung

Geben Sie alle Zutaten in den Mixerbehälter.

Wählen Sie den Modus FROZEN DRINK.

Servieren und genießen!

Nachspeisen

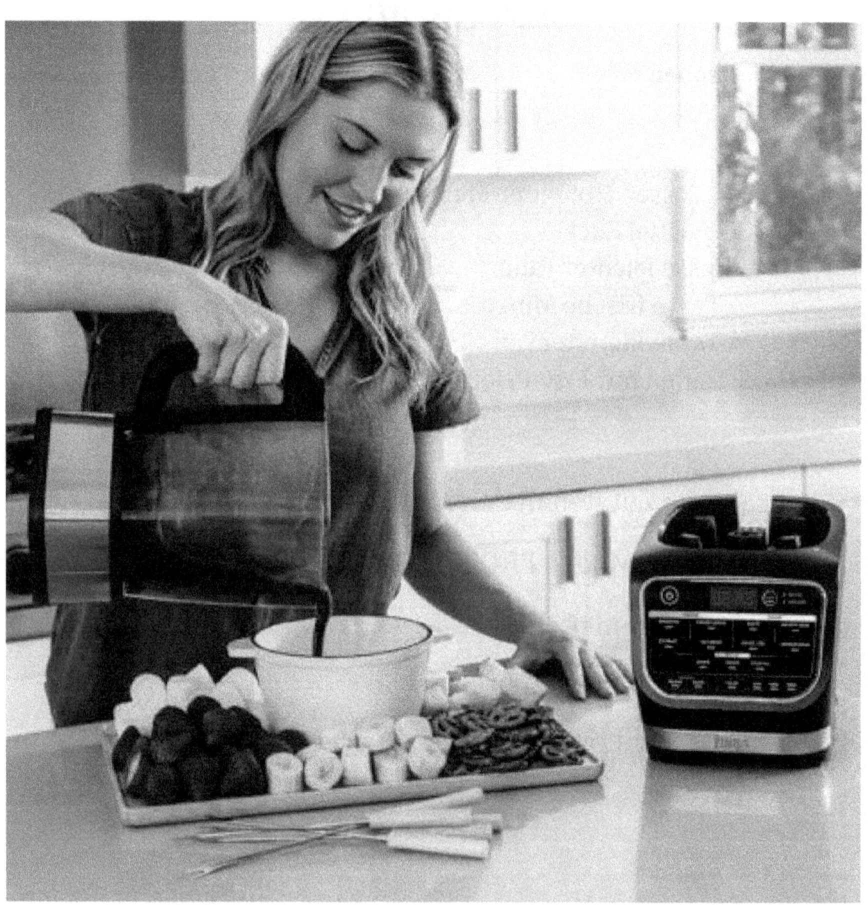

Schokoladenfondue

Dient **6 Personen**

Zutaten

- 225 g dunkle Schokolade, gehackt
- 1 Esslöffel Butter
- ½ Tasse Milch
- ½ Tasse Schlagsahne

Zubereitung

Geben Sie alle Zutaten in den Mixerbehälter.

Wählen Sie den Modus SAUCE/DIP.

Servieren und genießen!

Weißes Schokoladenfondue

Dient **6 Personen**

Zutaten

- 300 g weiße Schokoladenstückchen
- 1 Teelöffel Kokosnussöl
- 1 Tasse schwere Sahne
- Prise Salz

Zubereitung

Geben Sie alle Zutaten in den Mixerbehälter.

Wählen Sie den Modus SAUCE/DIP.

Servieren und genießen!

Brombeer-Eiscreme

Dient **4 Personen**

Zutaten

- 2 Tassen gefrorene Brombeeren
- 1 Teelöffel Vanilleextrakt
- ⅓ Tasse Mandelmilch
- ½ Tasse Mascarpone-Käse
- 1 Tasse Vollwertjoghurt

Zubereitung

Geben Sie alle Zutaten in den Mixerbehälter.

Pulsieren Sie, bis die Mischung glatt ist.

Gießen Sie die Mischung in einen luftdichten Behälter und lagern Sie sie für 2 Stunden im Kühlschrank.

Gekühlt servieren und genießen!

Erdbeer-Sorbet

Dient **6 Personen**

Zutaten

- 3 Tassen gefrorene Erdbeeren
- 2 Esslöffel Honig

Zubereitung

Geben Sie alle Zutaten in den Mixerbehälter.

Pulsieren Sie, bis die Mischung glatt ist.

Gießen Sie die Mischung in einen luftdichten Behälter und lagern Sie sie für 2 Stunden im Kühlschrank.

Gekühlt servieren und genießen!

Pfirsich-Himbeer-Sorbet

Dient **4 Personen**

Zutaten

- ¼ Tasse Ananas-Stücke
- ¼ Tasse Orangensaft
- 1 Teelöffel Honig
- ½ Teelöffel Limettensaft
- 1 Tasse Himbeeren
- 3 Tassen Pfirsiche, geschält und in Scheiben geschnitten

Zubereitung

Geben Sie alle Zutaten in den Mixerbehälter.

Pulsieren Sie, bis die Mischung glatt ist.

Gießen Sie die Mischung in einen luftdichten Behälter und lagern Sie sie für 2 Stunden im Kühlschrank.

Gekühlt servieren und genießen!

Mango-Sorbet

Dient **5 Personen**

Zutaten

- 4 Tassen Mangos, gewürfelt
- 3 Tassen Eiswürfel
- 1 Tasse Zucker
- 1 Teelöffel Limettensaft

Zubereitung

Geben Sie alle Zutaten in den Mixerbehälter.

Pulsieren Sie, bis die Mischung glatt ist.

Gießen Sie die Mischung in einen luftdichten Behälter und lagern Sie sie für 2 Stunden im Kühlschrank.

Gekühlt servieren und genießen!

<u>Ananas-Creme</u>

Dient **4 Personen**

Zutaten

- 450 g gefrorene Ananas
- 1 Esslöffel Honig
- 1¼ Tasse Orangensaft

Zubereitung

Geben Sie alle Zutaten in den Mixerbehälter.

Pulsieren Sie, bis die Mischung glatt ist.

Sofort servieren und genießen!

Schokoladenmousse

Dient **3 Personen**

Zutaten

- 2 Tassen gefrorene Kirschen
- 3 Esslöffel Kakaopulver
- ¼ Tasse Kokosnussmilch
- 1 Esslöffel Kokosnussbutter

Zubereitung

Geben Sie alle Zutaten in den Mixerbehälter.

Pulsieren Sie, bis die Mischung glatt ist.

Gießen Sie die Mischung in einen luftdichten Behälter und lagern Sie sie für 2 Stunden im Kühlschrank.

Gekühlt servieren und genießen!

Ananas-Slush

Dient **4 Personen**

Zutaten

- 1 Teelöffel Vanille
- 2 Tassen dunkler Rum
- 1 Tasse Kokosnussmilch
- 4 Tassen gefrorene Ananas

Zubereitung

Geben Sie alle Zutaten in den Mixerbehälter.

Wählen Sie den Modus FROZEN DRINK.

Servieren und genießen!

Erdbeer-Eiscreme

Dient **3 Personen**

Zutaten

- 3 Tassen gefrorene Erdbeeren
- 1½ Tassen schwere Sahne
- ½ Tasse Zucker

Zubereitung

Geben Sie alle Zutaten in den Mixerbehälter.

Wählen Sie den Modus ICE CREAM.

Gießen Sie die Mischung in einen luftdichten Behälter und lagern Sie sie für 2 Stunden im Kühlschrank.

Gekühlt servieren und genießen!

Geeiste Piña Colada

Dient **7 Personen**

- 3 Tassen mit Eiswürfeln
- 2 Tassen mit frischen Ananasstückchen
- 2 Esslöffel Zucker
- ½ Tasse Kokosnussmilch aus der Dose
- 1 Tasse Kokosnuss-Rum

Zubereitung

Geben Sie alle Zutaten in den Mixerbehälter.

Wählen Sie den EXTRACT-Modus.

Gekühlt servieren und genießen!

Schokoladengelee

Dient **4 Personen**

Zutaten

- 2 Tassen mit Eiswürfeln
- 1 Becher Schlagsahne
- ⅓ Tasse Schokoladensirup

Zubereitung

Geben Sie die Eiswürfel in den Krug des Mixers.

Gießen Sie die schwere Sahne über die Eiswürfel.

Gießen Sie den Schokoladensirup ein.

Wählen Sie den Modus FROZEN DRINK.

Servieren und genießen!

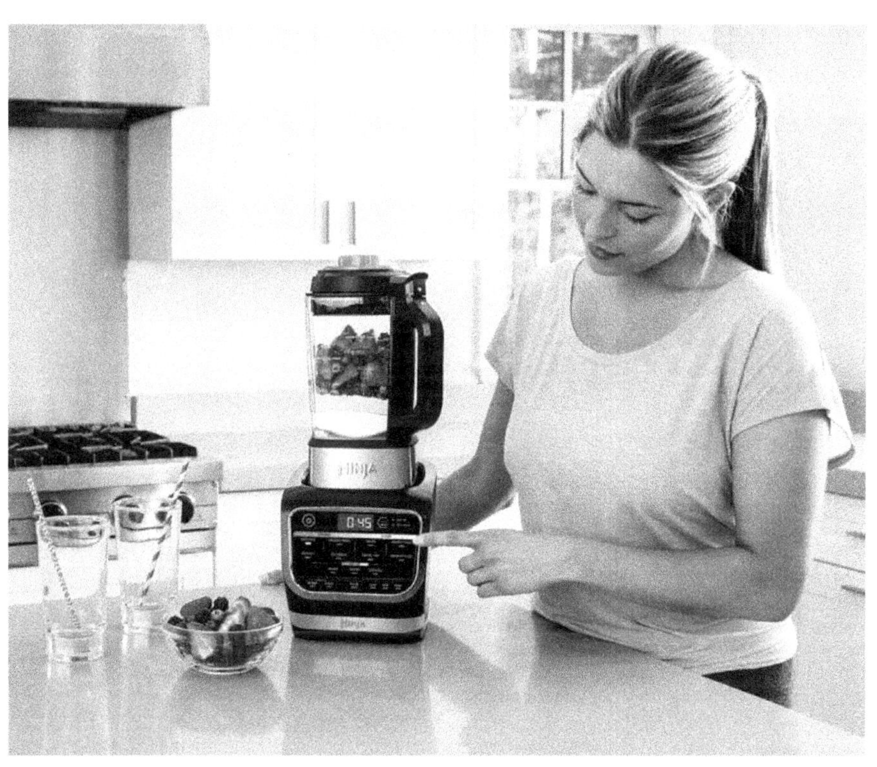